Zahid Iqbal

Obturação monobloco MTA

Zahid Iqbal

Obturação monobloco MTA

ScienciaScripts

Imprint
Any brand names and product names mentioned in this book are subject to trademark, brand or patent protection and are trademarks or registered trademarks of their respective holders. The use of brand names, product names, common names, trade names, product descriptions etc. even without a particular marking in this work is in no way to be construed to mean that such names may be regarded as unrestricted in respect of trademark and brand protection legislation and could thus be used by anyone.

Cover image: www.ingimage.com

This book is a translation from the original published under ISBN 978-3-659-82598-9.

Publisher:
Sciencia Scripts
is a trademark of
Dodo Books Indian Ocean Ltd. and OmniScriptum S.R.L publishing group

120 High Road, East Finchley, London, N2 9ED, United Kingdom
Str. Armeneasca 28/1, office 1, Chisinau MD-2012, Republic of Moldova, Europe
Printed at: see last page
ISBN: 978-620-8-21069-4

OBTURAÇÃO MONOBLOCO MTA
ARTIGO DO SIMPÓSIO DE ENDODONTIA

DR. ZAHID IQBAL
B.D.S, FCPS
Presidente/Professor adjunto
Departamento de Dentisteria Operatória e Endodontia
Faculdade de Medicina Dentária/Universidade de Isra
Hyderabad/Sindh
Paquistão

ÍNDICE DE CONTEÚDOS

INTRODUÇÃO:

A obturação do espaço radicular preparado tem sido conseguida através da utilização de uma grande variedade de materiais selecionados pelas suas propriedades intrínsecas e caraterísticas de manuseamento. Estes materiais de núcleo foram classificados como cimentos, pastas, plásticos ou sólidos .[1]

A guta-percha, nas suas várias formas, permaneceu o modelo como material de obturação dos canais radiculares durante o último século. O desenvolvimento de materiais de base e de técnicas de aplicação deu origem a sistemas de guta-percha à base de suporte e à base de resina. Estes materiais de obturação são combinados com selantes para proporcionar uma obturação adequada do espaço do canal radicular que, idealmente, previne o aparecimento de doença endodôntica e encoraja a cicatrização periapical quando a patose está presente[2] . Este processo só pode ser bem sucedido se o espaço do canal radicular selado impedir a entrada de mais bactérias, entulhar os microrganismos remanescentes e impedir a sua sobrevivência ao obstruir o fornecimento de nutrientes .[3]

Os materiais que podem ser utilizados para preencher o espaço do canal radicular devem apresentar determinadas caraterísticas que permitam uma colocação previsível e previnam e resolvam a doença endodôntica[1] . Para que os materiais de obturação e selamento endodôntico cumpram estes requisitos ideais, devem ser bacteriostáticos, selar apical e lateralmente, não irritar os tecidos periapicais, resistir à humidade e proporcionar radiopacidade. Além disso, o material deve ser estéril, não encolher, não manchar e ser facilmente colocado e removido do sistema de canais radiculares. Com base nos recentes avanços nos materiais endodônticos, alguns desses critérios podem exigir uma reavaliação considerável. Uma vez que a obturação do sistema de canais radiculares exige um material que forneça uma vedação hermética fiável e impermeável, pode ser uma contradição que o material seja fácil de remover. Uma vez que os procedimentos de restauração que incluem restaurações de núcleos e restaurações de cobertura de cúspides podem estar sujeitos a microinfiltração, pode ser necessário obturar o espaço do canal com materiais que demonstrem uma maior resistência à infiltração como um impedimento contra os agentes patogénicos orais.

Além disso, se um material de obturação puder oferecer propriedades adicionais que diminuam a sobrevivência bacteriana e promovam mecanismos bioactivos necessários para a regeneração e cicatrização, então alguns requisitos ideais do material de obturação podem ser vistos como menos importantes quando as vantagens distintas são consideradas.

O desenvolvimento de materiais de obturação alternativos pode ser atribuído a múltiplos estudos que demonstram que a guta-percha é altamente suscetível a microinfiltração quando não é fornecida uma restauração coronal selada. Quando as obturações do canal de guta-percha são testadas in vitro utilizando modelos de penetração de corante, filtração de fluido ou fuga bacteriana, mostram vulnerabilidade. Os desafios bacterianos à guta-percha exposta com selante em vários modelos experimentais in vitro mostraram fugas ao longo do material dentro de 3-30 dias[4-7]. A investigação indica que nenhum método conhecido com várias técnicas de compactação a frio ou a quente da guta-percha consegue produzir previsivelmente um selamento bacteriano coronal estanque quando o material é exposto a microrganismos e aos seus subprodutos[8-10]. Embora a guta-percha apresente vantagens importantes em termos de facilidade de utilização, propriedades de manuseamento e biocompatibilidade, apresenta fraquezas inerentes que a tornam menos do que ideal. O material ideal para a obturação dos canais radiculares ainda não foi desenvolvido.

A microinfiltração coronal foi identificada como uma das principais causas da doença perirradicular persistente e do insucesso da terapia endodôntica ortógrada[11-13]. Além disso, todos os materiais provisórios contemporâneos colocados sobre a guta-percha em dentes obturados têm uma eficácia limitada na proteção do material contra a contaminação microbiana durante períodos prolongados[14-16]. A suscetibilidade da guta-percha à contaminação e à microinfiltração levou à recomendação de que os materiais de núcleo coronário selados sejam colocados diretamente após a conclusão do tratamento ortógrado do canal radicular quando se utiliza guta-percha[17]. Uma tendência atual na investigação endodôntica é a exploração de várias alternativas à guta-percha para identificar materiais de obturação adequados que possam proporcionar maior resistência contra a microinfiltração coronal e apical e, assim, proteção contra a contaminação bacteriana.

A técnica de obturação em monobloco ou o preenchimento de todo o sistema de canais radiculares dos dentes com MTA é a mais recente técnica de obturação. É o avanço lógico na aplicação evolutiva deste material para a obturação endodôntica. Os monoblocos criados nos espaços dos canais radiculares estão documentados na literatura como monoblocos do tipo primário, secundário ou terciário.[18] De acordo com essa classificação, a obturação com Monobloco de Agregado de Trióxido Mineral é categorizada como um exemplo de monobloco primário.[18]

O material original (Pro- Root MTA; Dentsply Tulsa Dental, Tulsa, OK) foi introduzido para selar as vias de comunicação a partir da superfície externa do dente na reparação de perfurações e como material de preenchimento da extremidade da raiz na cirurgia endodôntica[19] . Quando as primeiras observações científicas e os resultados clínicos demonstraram respostas biológicas favoráveis ao material, foram exploradas e investigadas outras utilizações para o MTA. Verificou-se que o MTA era eficaz como agente de capeamento pulpar e pulpotomia para a reparação de defeitos de reabsorção internos e externos e também demonstrou promover a indução da extremidade radicular em dentes com ápices imaturos (apexogénese)[20, 21] . Este cimento de silicato tricálcico recentemente introduzido apresenta muitas propriedades importantes não disponíveis noutros materiais contemporâneos atualmente utilizados em endodontia. Para além de ser estéril, radiopaco e não encolher, o material não é sensível à humidade e à contaminação por sangue. O MTA também proporciona um selamento eficaz contra a dentina e o cemento e promove a reparação biológica e a regeneração do ligamento periodontal (PDL)[22-27] . Uma vez que a reparação de perfurações, a indução da extremidade radicular e a obturação da extremidade radicular são essencialmente formas de obturação parcial do canal, a obturação ortógrada da região apical ou de todo o sistema de canais radiculares com MTA é a próxima progressão lógica na aplicação evolutiva deste material. A utilização do MTA como material de obturação pode, em última análise, proporcionar benefícios a longo prazo que melhoram o prognóstico e a retenção da dentição natural em terapias convencionais e complexas.

O MTA apresenta propriedades físico-químicas únicas que podem proporcionar resultados excepcionais quando utilizado para a obturação total ou parcial do canal. Tanto o MTA cinzento como o branco podem ser utilizados para este procedimento, apesar de os materiais variarem ligeiramente em termos de composição e caraterísticas[28] . Algumas destas propriedades caraterísticas podem ser observadas pela primeira vez durante o processo de hidratação, quando os silicatos de cálcio reagem para formar hidróxido de cálcio e gel de silicato de cálcio hidratado, produzindo um pH alcalino[29] . Uma outra reação forma um sulfoaluminato de cálcio com elevado teor de sulfato durante a reação com aluminato tricálcico e fosfato de cálcio[30] . A libertação de cálcio do MTA de presa difunde-se através dos túbulos dentinários e a concentração dos iões de cálcio aumenta com o tempo à medida que o material cura[31] . Parece que a biocompatibilidade do cimento pode ser atribuída à libertação de iões hidroxilo e à formação de hidróxido de cálcio durante o processo de hidratação .[32]

Quando o MTA misto é compactado contra a dentina, forma-se uma camada interfacial dentina-MTA na presença de fosfatos[33] . Esta camada intersticial aderente assemelha-se à hidroxiapatite em termos de composição e estrutura, quando examinada por difração de raios X e análise de microscopia eletrónica de varrimento (SEM); no entanto, o rácio de cálcio para fósforo varia ligeiramente em relação ao relatado na hidroxiapatite real[34] . Esta interface entre a dentina e o MTA demonstrou uma adaptação marginal superior em comparação com a amálgama, o material de restauração intermédio ou o Super-EBA, sob MEV em modelos de resina[19] . Além disso, o tamanho das partículas e a forma dimensional do MTA podem ocluir e penetrar nos túbulos dentinários que podem albergar microrganismos após a limpeza e moldagem .[35]

O MTA não só preenche o requisito ideal de ser bacteriostático, como também pode ter potenciais propriedades bactericidas. A libertação de iões hidroxilo, um pH elevado sustentado durante períodos prolongados[36] , e a formação de uma camada intersticial mineralizada podem proporcionar um ambiente difícil para a sobrevivência bacteriana[37] . Estas propriedades antibacterianas podem ser um potente inibidor do crescimento bacteriano contra espécies como Entercoccocus faecalis[38] , um microrganismo predominante nas falhas dos canais radiculares[39-42] . Além disso, a

Candida albicans, normalmente presente na doença endodôntica refractária[43] , é suscetível à atividade antifúngica do MTA recentemente misturado .[44-46]

O cimento curado cria uma vedação potencialmente impermeável que pode ser difícil para os microrganismos penetrarem. Esta propriedade de selagem única, combinada com um pH inicialmente elevado que aumenta para 12,5 após a cura, pode proporcionar um mecanismo adequado para o entumescimento, neutralização e inibição bacteriana dentro do sistema de canais. Estes factores são importantes quando se consideram tratamentos não cirúrgicos para pacientes com grandes lesões periapicais associadas ao tratamento inicial do canal radicular ou em casos que apresentam doença endodôntica refractária diagnosticada para retratamento. Os retratamentos ortógrados com MTA podem proporcionar taxas de cicatrização comparáveis ou superiores e menor morbilidade, quando comparados com o retratamento convencional associado à endodontia cirúrgica .[47, 48]

O MTA é um cimento de silicato bioativo que não é irritante para os tecidos periapicais e também induz a regeneração do cemento e do PDL[49-51] . O cimento é um agente osteoindutor e cementogénico que estimula as células imunitárias a libertar linfocinas necessárias para a reparação e regeneração do cemento e estimula os factores de acoplamento ósseo necessários para a bioremineralização e cicatrização de defeitos periapicais ósseos[52] . Os osteoblastos humanos mostram adesão ao material, indicando respostas biológicas favoráveis e biocompatibilidade[53] . A topografia da superfície do MTA curado pode fornecer um mecanismo que modula o fenótipo osteoblástico[54] . O MTA provoca a produção de interleucina (IL) em osteoblastos humanos que podem apresentar níveis elevados de IL-Ialfa, IL-1beta, IL-6 e fator estimulador de colónias de macrófagos .[55, 56]

A capacidade de selagem do MTA demonstrou ser superior a outros materiais convencionais atualmente utilizados em endodontia[19, 25] . Um estudo que comparou os tampões de MTA de 3 a 5 mm com a obturação ortógrada completa com MTA de canais radiculares testados com um dispositivo de filtragem de fluidos não revelou qualquer diferença significativa na capacidade de selamento após 4 semanas[57] . O estudo propôs que a interação do MTA com a solução salina tamponada com fosfato pode promover a deposição de apatite que melhora o selamento do MTA ao longo do tempo. Também foi demonstrado que o MTA resiste a fugas a uma taxa mais elevada quando colocado num ambiente húmido[58] . Outra investigação sugeriu que o MTA cinzento fixado 24 horas demonstra significativamente menos fugas do que o MTA branco após a análise de fugas e que uma barreira apical de 5 mm de MTA cinzento utilizando uma técnica de 2 passos (permitindo 24 horas para o MTA fixar) proporcionou a melhor barreira apical .[59]

As evidências apoiam a capacidade do MTA para proporcionar uma barreira fiável resistente às bactérias quando utilizado como material de retro-obturação. Um estudo recente demonstrou que um tampão apical de 5 mm de MTA resistiu completamente à fuga microbiana quando desafiado num modelo com Actinomyces viscosus durante um período de teste de 70 dias[31] . No entanto, noutro estudo, o MTA colocado sem energia ultra-sónica e desafiado com um modelo de fuga bacteriana apresentou 100% de fuga no final de um período de teste de 70 dias[60] . Outra investigação demonstrou que o MTA colocado utilizando energia ultra-sónica resiste melhor à fuga bacteriana contra E. faecalis, Enterobacter aerogenes e Staphylococcus epidermidis do que o MTA compactado apenas com condensação manual[61] . Além disso, 4 mm de MTA colocado por ultra-sons seguido de um compósito intracanal autopolimerizável fluido demonstrou uma resistência à fratura significativamente maior do que um tampão de MTA preenchido com guta-percha e selante. Por outro lado, um estudo revelou que a condensação manual do MTA cinzento pode mostrar uma compactação mais densa do material do que quando aumentada com energia ultra-sónica em canais rectos[62] . É evidente que o MTA resiste à fuga bacteriana a um nível mais elevado do que a guta-percha e o selante quando utilizado como material de obturação. Estes resultados também demonstram que a colocação do MTA é sensível à técnica, e que devem ser observados os protocolos para uma obturação e condensação corretas. O MTA cinzento parece ser um melhor agente de selamento do que o MTA branco. Uma investigação recente examinou a capacidade de selamento do MTA cinzento, do MTA branco e da guta-percha compactada verticalmente e do selante contra o desafio da saliva humana[63] . Após 42 dias, o MTA cinzento apresentou fugas em 9,1% das amostras, o MTA branco apresentou fugas em 36,4% das amostras, e todas as amostras de guta-percha condensada verticalmente e Kerr Pulp Canal Sealer EWT (Kerr Corp, Orange, CA) apresentaram fugas após 19 dias. O MTA produz uma excelente vedação quando a espessura é de, pelo menos, 4 mm .[64]

Outro estudo demonstrou de forma conclusiva que, quando o MTA é utilizado como selante em conjunto com a colocação de guta-percha, demonstra uma resistência inferior a fugas causadas por uma espessura inadequada do material .[65]

O MTA também demonstrou proporcionar um selamento superior quando utilizado como material intracoronário de selagem dupla em relação à guta-percha compactada[66] e é equivalente ao ionómero de vidro como barreira intraorificial ou coronal[67, 68] . O MTA demonstrou uma excelente capacidade de selamento quando testado em comparação com outros materiais de obturação da extremidade radicular em vários modelos experimentais[69, 70] . A capacidade de selamento do MTA curado, quando utilizado como material de obturação ortograda, não é afetada pela ressecção da raiz.[71, 72]

A obturação do canal com MTA requer a mesma preparação e irrigação normalmente executadas para a colocação de guta-percha, embora a remoção ou retenção da smear layer antes da obturação do canal continue a ser controversa[73] . Se a remoção da smear layer não for implementada, não parece afetar a selagem dos materiais MTA, e a sua presença pode mesmo melhorar a selagem ao longo do tempo[74] . Especulou-se que a smear layer poderia atuar como um "agente de acoplamento" que poderia melhorar a ligação do MTA à dentina do canal radicular. Uma vez que os dados actuais não são conclusivos relativamente à remoção da smear layer, os clínicos podem optar por deixar a smear layer em casos selecionados e preencher os canais com MTA, sem aparentemente comprometer o resultado.

Nos tratamentos convencionais não cirúrgicos dos canais radiculares em dentes que apresentam ápices fechados, a preparação apical do canal principal deve ser, no mínimo, de tamanho 30; no entanto, é mais desejável um MTA de tamanho 35 ou 40. O MTA branco tem melhores caraterísticas de manuseamento e compactibilidade, atribuídas a tamanhos de partículas mais pequenos, quando comparado com o seu homólogo, mas o MTA cinzento parece ter propriedades de selamento superiores quando o material é examinado in vitro[63] . Os clínicos devem decidir qual o tipo a utilizar com base numa avaliação da localização do dente, da estética e das indicações cirúrgicas.

Após a secagem do canal, o MTA misturado é colocado no canal com uma pistola de transporte e avançado apicalmente com um obturador endodôntico, tamanho 9/11, 5/7, 1/3, ou um instrumento Glick. O MTA pode ser misturado com clorexidina a 0,12% em vez de água estéril ou solução anestésica, o que parece aumentar as suas propriedades antibacterianas[75] . Uma lima K de aço inoxidável, 1 ou 2 tamanhos mais pequena do que o MAF, é utilizada para compactar os 3-5 mm apicais do MTA húmido. Se o último tamanho de lima MAF utilizado foi o 35, então é utilizada uma lima de tamanho 25 ou 30 (lima K) para avançar e empurrar o MTA húmido apicalmente até ao comprimento de trabalho. Alguns médicos recomendam a remoção da ponta piloto para criar uma extremidade plana antes de utilizar o instrumento para compactação. As primeiras aplicações do material irão revestir as paredes do canal e as superfícies radiais da lima K de obturação. A lima é então direcionada para fora das paredes circunferencialmente e empurrada com uma pressão ligeira a moderada. Se o ápice do dente estiver fechado, pode ser aplicada uma pressão mais firme. Também podem ser utilizados obturadores manuais para completar a compactação, mas podem ser difíceis de utilizar em canais curvos. Devido ao facto de o MTA se condensar apicalmente, o comprimento de trabalho irá diminuir à medida que a compactação do MTA se condensa nos 4-5 mm apicais.

Um obturador endodôntico (tamanho 1/3 ou 5/7) pode agora ser colocado em cima do MTA depois de a compactação apical estar concluída e a parte superior do MTA ser visível no canal. A energia ultra-sónica colocada contra a densidade é adequada e, em seguida, pode ser colocado MTA fresco no canal e compactado da zona apical para a zona coronal, utilizando limas manuais e obturadores maiores.

Se os operadores não estiverem satisfeitos com a densidade da obturação, o MTA pode ser recompactado utilizando uma lima K mais pequena (tamanho 20) até se obter um resultado aceitável. Se continuarem a existir espaços vazios visíveis, o MTA pode ser lavado com anestésico ou água esterilizada, utilizando uma agulha de calibre 27 ou 30. Se isto não for bem sucedido, pode utilizar-se uma ponta de lima ultra-sónica de tamanho 30 ou 35 K para libertar o MTA, e o canal é lavado novamente com um irrigante neutro. Nos casos em que o MTA está compactado no orifício do canal e na dentina circundante, uma pulverização rápida com água e ar simultaneamente com uma seringa de 2 vias removerá qualquer material residual das paredes da cavidade de acesso e do assoalho pulpar.

Os médicos que optarem por preencher o canal com guta-percha ou um material à base de resina após a colocação de um tampão de MTA podem irrigar o canal com água estéril utilizando uma agulha de ventilação lateral. Após a irrigação do canal, este é seco com pontas de papel esterilizadas e o MTA é compactado de forma plana com a extremidade de um obturador endodôntico de tamanho adequado. A força mínima evitará a extrusão de grandes quantidades de MTA se o ápice da raiz for imaturo ou aberto como resultado da reabsorção apical da raiz. O MTA extrudido não afectará a cicatrização periapical na maioria dos casos .[76]

Com grandes ápices abertos, o MTA pode ser empurrado para baixo utilizando a extremidade posterior de uma ponta de papel extra grossa ou um instrumento Glick. Os obturadores endodônticos podem ser utilizados com energia ultra-sónica, mas o clínico é alertado para ter cuidado com os ultra-sons, que podem causar a extrusão apical de grandes quantidades de MTA quando estão presentes ápices abertos. Embora o MTA extrudido não deva afetar o resultado, a estética da colocação pode ser uma preocupação para os clínicos que estão a tentar obter um resultado ideal. Se estiver presente uma hemorragia extensa com ápices abertos, defeitos de reabsorção perfurantes ou locais de perfuração grandes e de longa duração, o MTA deve ser colocado em quantidades maiores e rapidamente distribuído utilizando um transportador maior (ou seja, transportador de amálgama) ou trazido para o canal em massa. O excesso de humidade ou de sangue é removido com bolinhas de algodão seco, com ou sem pó de hidróxido de cálcio, pressionadas sobre todo o volume de MTA ou sobre a extremidade posterior de uma ponta de papel extra grossa até se conseguir a estabilidade do material.

O médico deve utilizar o seu próprio discernimento clínico para controlar a aplicação do material em casos de hemorragia excessiva. Se a área tiver uma hemorragia incontrolável que não possa ser estabilizada, recomenda-se a colocação de hidróxido de cálcio até que seja possível obter uma aplicação previsível do material. Nos casos em que a colocação de pilares possa ser necessária como opção de tratamento futuro, pode ser implementado o preenchimento dos canais com guta-percha termoplástica ou materiais e selantes à base de resina. Isto inclui os canais distais dos molares mandibulares, os canais palatinos dos molares superiores, os canais longos e rectos dos pré-molares superiores e os canais únicos dos dentes anteriores. A colocação de materiais de obturação facilmente removíveis pode ser concluída após a compactação de 4-5 mm de MTA na área apical. O MTA pode demorar bastante tempo a ser colocado em determinados dentes e os resultados dependerão dos requisitos do caso e da experiência do operador. As técnicas de aplicação também requerem paciência e prática e estão sujeitas a uma curva de aprendizagem.

O MTA apresenta algumas desvantagens quando utilizado na obturação do canal. O MTA cinzento pode descolorir os dentes se o material for colocado na estrutura coronal ou perto da junção cementária em dentes anteriores. Isto pode ser atribuído à redução de iões ferrosos (FeO) nos túbulos dentinários, que pode aumentar com o tempo[77]. Este fator não é importante se o dente já tiver uma restauração metálica de cobertura total. Pode ser uma preocupação importante nas zonas estéticas anteriores, sem restaurações PFM, onde o MTA branco pode ser utilizado como material alternativo. As coroas e facetas de cerâmica podem apresentar um problema semelhante se não forem devidamente opacificadas no laboratório e o MTA atingir o nível da JCE.

Outro problema potencial com o material pode ser a remoção electiva após a colocação e a polimerização. Embora a remoção possa ser realizada com o auxílio de ultra-sons, a obturação com MTA em canais curvos pode representar um dilema[78]. A obturação de um canal curvo deve ser considerada uma obturação permanente e, portanto, tratada no possível caso de falha através da ressecção cirúrgica da extremidade da raiz. Para além disso, os operadores devem informar os pacientes de que o MTA foi utilizado como material de obturação alternativo para a sua terapia endodôntica e que pode complicar as opções de tratamento para futuros clínicos que não o saibam. Embora as técnicas actuais de obturação com MTA possam mostrar preenchimentos densos radiograficamente, a tomografia microcomputada de dentes extraídos revela pequenos espaços vazios presentes na maioria dos espécimes experimentais. Embora estes vazios possam ser detectados quando são utilizados os protocolos de aplicação actuais, parecem não afetar os mecanismos biológicos necessários para uma cicatrização favorável.

Outro pequeno inconveniente é o tempo de presa lento do ProRoot MTA. O material pode demorar 2,5-4,0 horas para uma presa inicial, mas necessita de 21 dias para uma cura completa[79]. Em pacientes mais jovens com dentes imaturos que apresentam canais largos e ápices abertos, onde as considerações de gestão exigem um procedimento de 1 visita, a parte superior do MTA pode ser seca com pontas de papel, e um compómero fluido pode ser colocado sobre o MTA exposto. Pode ser colocado um núcleo fotopolimerizável ou autopolimerizável ou um material de ionómero de vidro sobre o MTA compactado e o compómero para completar o tratamento numa única consulta. Os molares ou pré-molares com canais mais pequenos que necessitem de tratamento numa só consulta podem ser preenchidos após 4-5 mm de MTA terem sido compactados apicalmente. Os canais são lavados com água esterilizada utilizando uma agulha de ventilação lateral e secos com pontas de papel, e a guta-percha termoplástica e o selante são colocados sem utilizar
um compómero fluido sobre o MTA não definido.

O objetivo deste simpósio é apresentar os estudos clínicos de investigação originais, séries de casos e relatos de casos sobre a obturação monobloco com MTA no tratamento de dentes imaturos não vitais e no retratamento endodôntico.

RESULTADO CLÍNICO DA TÉCNICA MONOBLOCO MTA PARA APEXIFICAÇÃO DE INCISIVOS PERMANENTES IMATUROS NÃO VITAIS. ESTUDO IN VIVO

O tratamento do ápice aberto requer variações em relação à terapia endodôntica convencional. O protocolo de tratamento depende do tamanho da lesão periapical, do fator tempo e da cooperação do paciente. A apexificação é um procedimento bastante previsível. No entanto, existem estudos sobre a redução da resistência à fratura dos dentes tratados com hidróxido de cálcio a longo prazo.[80] Estes casos devem, portanto, ser avaliados numa base de risco versus benefício.

É necessário modificar o protocolo de irrigação nos casos de ápice aberto. É praticamente impossível controlar a extrusão apical de qualquer irrigante em casos de ápice aberto. Por conseguinte, é aconselhável ter cuidado ao utilizar soluções que podem causar danos e irritação graves nos tecidos periapicais. A extrusão apical do hipoclorito de sódio pode causar complicações graves e está provado que é ineficaz em casos de dentes imaturos com ápices abertos[81] , pelo que o hipoclorito de sódio não foi utilizado nos casos acima referidos. Agentes antibacterianos alternativos, como o hidróxido de cálcio[82, 83, 84] ou pastas antibióticas triplas, provaram ser eficazes[85] em casos de dentes com ápices abertos. Os medicamentos residuais dos pensos antibióticos no interior do canal radicular podem reagir com os materiais de obturação e causar potencialmente descoloração[86] . Assim, a irrigação ultra-sónica durante 3 minutos[87] foi efectuada antes da obturação para garantir a remoção completa de quaisquer resíduos e remover a camada de esfregaço.A aplicação do agregado de trióxido mineral (MTA) como barreira apical artificial foi documentada num artigo publicado por Torabinejad e Chivian em 1999. [20] Atualmente, tornou-se o material de eleição em procedimentos de barreira apical artificial.[88] A popularidade do MTA como barreira apical artificial pode ser atribuída a vários factores. O MTA é biocompatível. [89] Pode induzir a formação de tecido duro. [90] Tem boas propriedades de selamento.[91]

Morse et al.[92] descreveram três técnicas para obturar um dente imaturo, utilizando um material obturador radicular sem a indução do fechamento apical: a) colocação de uma grande obturação de guta-percha ou cone de guta-percha personalizado com selador no ápice. b) colocação de guta-percha com selador ou óxido de zinco/eugenol a curta distância do ápice. c) cirurgia periapical. No entanto, essas técnicas não ganharam muita popularidade, pois não havia uma barreira apical física para facilitar a obturação. Foram investigados vários materiais e estratégias de tratamento para induzir o encerramento apical, tais como pasta antibiótica tripla, fosfato tricálcico, monoclorofenol canforado e hidróxido de cálcio[93-96] . Tradicionalmente, o hidróxido de cálcio como penso intra-canal tem sido o mais utilizado e clinicamente aceite há mais de 40 anos. Esta técnica é fácil e clinicamente aceitável, com boas taxas de sucesso.[97, 98] No entanto, o período de tempo do tratamento é imprevisível e frequentemente prolongado, o que implica o risco de perda de adesão do paciente. [99] A presença prolongada de uma restauração coronária temporária deixa os dentes em risco de contaminação bacteriana e existe um risco elevado de fratura radicular em dentes com pensos de hidróxido de cálcio de longa duração.[100]

A técnica de obturação em monobloco ou o preenchimento de todo o sistema de canais radiculares de dentes imaturos com MTA é a opção de tratamento mais recente. É o avanço lógico na aplicação evolutiva deste material para a apexificação endodôntica de dentes não vitais com ápices abertos. A obturação com MTA em dentes com ápices imaturos pode induzir a apexogénese através da estimulação das células estaminais mesenquimais da papila apical para promover a maturação completa da raiz na presença de patologia periapical e abcessos[101] .Dados recentes demonstraram que os dentes tratados com canal radicular obturados com MTA apresentam maior resistência à fratura do que os seus homólogos não tratados[102] .Anteriormente, apenas foram documentados alguns relatos de casos da técnica de obturação monobloco com MTA em dentes permanentes imaturos não vitais. .[103, 104]

Não encontrámos nenhum estudo clínico publicado que avaliasse e comparasse os resultados clínicos e radiográficos do tampão apical de agregado de trióxido mineral e da técnica de monobloco de trióxido mineral para o procedimento de apexificação endodôntica de incisivos centrais e laterais permanentes não vitais com ápices abertos. Assim, o objetivo deste estudo foi determinar e comparar o resultado clínico do tampão apical de agregado de trióxido mineral e da técnica de monobloco de trióxido mineral para o procedimento de apexificação endodôntica de incisivos centrais e laterais permanentes não vitais com ápices abertos.

1.1. METODOLOGIA:

O estudo foi realizado no Departamento de Endodontia/Faculdade de Medicina Dentária da Universidade Ziauddin, Karachi, Paquistão, de janeiro de 2010 a janeiro de 2013, sendo um estudo comparativo transversal. O objetivo foi determinar o resultado clínico e radiográfico do tampão apical de agregado de trióxido mineral e da técnica de monobloco de trióxido mineral para o procedimento de apexificação de incisivos centrais e laterais permanentes imaturos não vitais. O comité de revisão ética concedeu o consentimento ético antes do início do estudo. Os cinquenta pacientes foram selecionados da seguinte forma. Foram selecionados todos os pacientes de ambos os sexos que apresentavam incisivos centrais e laterais maxilares permanentes não vitais com ápices abertos. Os pacientes incluídos tinham idades compreendidas entre os 15 e os 20 anos. Os pacientes que apresentavam fratura radicular, reabsorção interna ou externa dos dentes foram excluídos do estudo. Foi obtido um consentimento informado de cada paciente. Em primeiro lugar, durante o rastreio, foi recolhida a história médica e dentária e o diagnóstico clínico foi efectuado com base em exames clínicos e radiográficos. Os doentes que não cumpriam os critérios de inclusão foram excluídos. Os sinais e sintomas dos dentes afectados foram registados durante o exame clínico. Foram determinados os sinais clínicos de dor à percussão, dor à palpação da área apical e existência de trato sinusal. Da mesma forma, a utilização de analgésicos para controlar os sintomas e a descoloração de um ou mais incisivos permanentes também foram determinados e registados nos dados.

Os pacientes selecionados foram divididos aleatoriamente em dois grupos: Grupo A: técnica de obturador apical de MTA e Grupo B: técnica de monobloco de MTA

Grupo A: Para este grupo, o tratamento foi efectuado em três visitas. Foi efectuado o procedimento endodôntico padrão. O canal radicular dos dentes foi acedido, preparado e irrigado na primeira visita. O método radiográfico de determinação do comprimento de trabalho foi aplicado para determinar o comprimento de trabalho do canal. Os canais foram secos e preenchidos com hidróxido de cálcio (Ultradent.USA) e o Cavit (3M ESPE, Ásia) foi utilizado para preencher a cavidade de acesso dos dentes. O canal radicular foi reaberto na segunda visita e a mistura do MTA foi efectuada de acordo com as instruções do fabricante. O MTA foi colocado no canal radicular por um transportador de MTA. Foram utilizados obturadores adequados para a condensação suave do MTA e a formação de um tampão apical. A pré-medição dos obturadores foi efectuada 4 mm antes do comprimento de trabalho com a ajuda de rolhas de borracha e foi estabelecida a espessura correta do MTA. A colocação correta do material foi confirmada através de uma radiografia periapical. Em caso de colocação inadequada, o canal radicular foi reaberto e o material foi removido e limpo por irrigação e o material foi substituído. Após a colocação do tampão apical de MTA, a câmara pulpar foi preenchida com um chumaço de algodão húmido, sobre o qual foi colocado um chumaço de algodão seco. Em seguida, foi utilizado material de ionómero de vidro restaurador (Ketac-fil) para preencher a cavidade de acesso. Na terceira visita, a obturação da parte restante do canal radicular foi efectuada utilizando guta-percha e a resina composta foi utilizada para a restauração da cavidade de acesso. A avaliação da obturação foi efectuada através de uma radiografia periapical pós-operatória. Um caso desta técnica pode ser visto na figura I

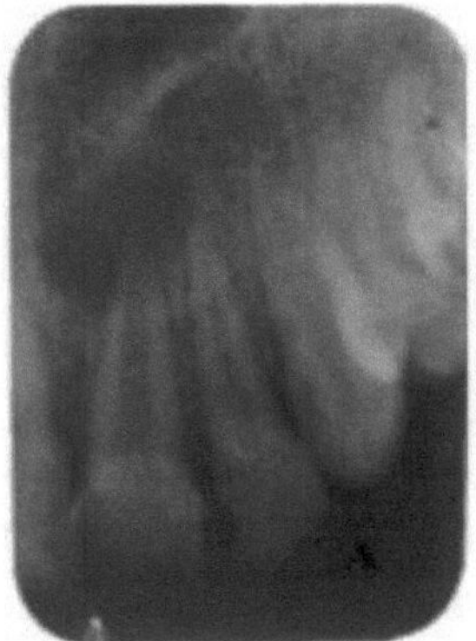
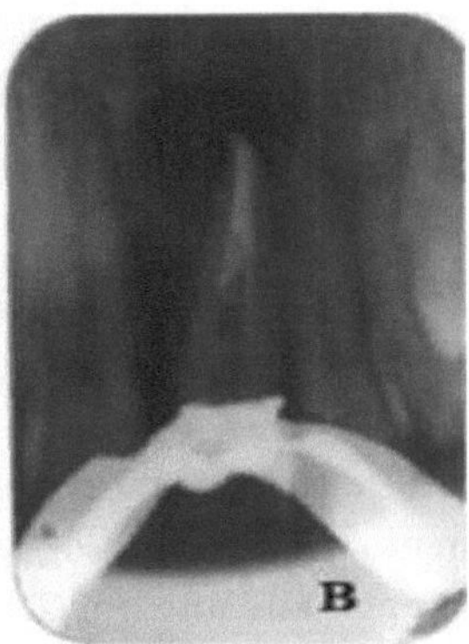

Figure I. Um caso que mostra a técnica do tampão apical de MTA (A) Radiografia pré-operatória (B) Tampão apical de MTA

Grupo B:

Para este grupo, foram seguidos os mesmos procedimentos para a primeira visita, mas na segunda visita o MTA foi misturado, tal como recomendado pelo fabricante, e todo o canal foi preenchido com MTA, utilizando a técnica de obturação monobloco com

MTA, tal como utilizado anteriormente.[23] O MTA foi misturado num prato dappen e transferido para a câmara pulpar com a ajuda de uma pistola de amálgama. A lima K, 1 tamanho mais pequena do que o MTA, foi fixada a um localizador apical e movida ao longo do trajeto de deslizamento do canal com um movimento de bombeamento apical. O localizador apical foi removido assim que a barreira apical se formou e a profundidade do trajeto de deslizamento do canal foi reduzida. O MTA pode depois ser bombeado circunferencialmente de forma mais agressiva sem risco de extrusão. Após a colocação do MTA em todo o canal, o orifício do canal e a câmara pulpar foram preenchidos com uma esponja esterilizada humedecida com água esterilizada e a cavidade de acesso foi preenchida temporariamente. A colocação correta do MTA foi confirmada através de uma radiografia periapical. Na consulta seguinte, a cavidade de acesso foi preenchida e os dentes foram restaurados com uma restauração de compósito. Um caso desta técnica pode ser visto na figura II.

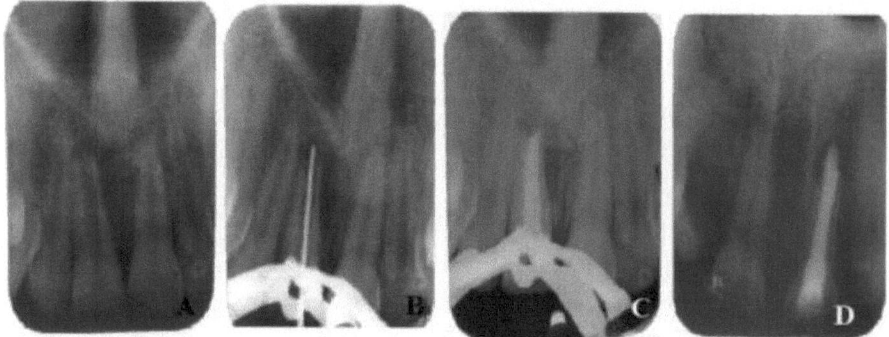

Figure II. Um caso que mostra a técnica monobloco de MTA (A) Radiografia de pré-tratamento (B) Radiografia de comprimento de trabalho (C) Acompanhamento de um ano (D) Acompanhamento de dois anos.

Os casos foram revistos no pós-operatório, nas consultas de revisão de 12 e 24 meses, e o resultado clínico foi determinado por avaliação clínica e radiográfica. Foram avaliadas as radiografias pré-operatórias e as radiografias pós-operatórias na consulta de seguimento. Foram determinados os seguintes critérios clínicos:

• Dor relatada pelo paciente imediatamente após ou desde a obturação do canal radicular.

• Qualquer utilização de analgésicos para o alívio da dor

- Ternura à palpação sentida pelo doente e achados de formação de abcessos
- Sensibilidade à percussão sentida pelo doente

A presença dos sinais e sintomas acima referidos nos casos tratados foi considerada como insucesso clínico, enquanto a ausência dos mesmos foi considerada como sucesso clínico. .

As radiografias também foram utilizadas para avaliar radiograficamente os casos tratados de acordo com os critérios de avaliação publicados[25] e categorizados como casos de sucesso, casos de resultado incerto e casos de insucesso.

São utilizados os seguintes critérios para a avaliação radiográfica:

a) Casos de sucesso:

- Presença de espaço normal no ligamento periodontal,
- A lesão periapical diminuiu de tamanho em comparação com as radiografias pré-operatórias,
- Não há evidência de reabsorção radicular inflamatória.

b) Casos de resultados incertos:

- A área radiolúcida periapical permaneceu a mesma e não diminuiu de tamanho.

c) Casos de falha:

- A lesão periapical tinha aumentado de tamanho,
- Nova lesão que se desenvolveu após a colocação da obturação radicular
- Evidência de reabsorção radicular contínua.

Os dados registados foram analisados utilizando o software estatístico (SPSS, Versão 20, SPSS Inc., Chicago, IL, EUA). Obteve-se uma análise estatística descritiva de todas as variáveis registadas nos dados.

2.2. RESULTADOS:

Foram selecionados 50 doentes para este estudo. Os cinquenta doentes eram 26 do sexo masculino (52%) e 24 (48%) do sexo feminino. A idade média foi de $15 \pm 2,49$ ($X\pm SD$) anos. No total, 50 incisivos permanentes foram tratados neste estudo, dos quais 30 dentes (60%) eram incisivos centrais superiores e 20 (40%) eram laterais superiores (Fig. III).

As estatísticas descritivas dos dados registados para sinais e sintomas clínicos de acompanhamento e resultados radiográficos foram tabuladas e foram efectuados cálculos estatísticos. A ausência de sinais e sintomas associados aos dentes tratados determinou o sucesso clínico após o tratamento. Os critérios radiográficos foram utilizados para a determinação dos casos de sucesso, conforme descrito no início do estudo. Neste estudo não foi encontrado nenhum dente com qualquer dor antes do tratamento. Nenhum dos pacientes relatou o uso de analgésicos antes da obturação do canal radicular e, da mesma forma, nenhum dos pacientes incluídos relatou sensibilidade à palpação ou percussão antes da obturação. Neste estudo, verificou-se que 8 de 25 dentes (32%) referiram dor após a obturação final no grupo do obturador apical de MTA e 3 de 25 dentes (12%) referiram dor no grupo do monobloco de MTA na primeira consulta pós-operatória, tendo sido necessário recorrer a analgésicos para aliviar a dor. Neste estudo, 7 de 25 dentes (28%) apresentaram sensibilidade à palpação no grupo do plug apical de MTA e 1 de 25 dentes (4%) apresentou sensibilidade à palpação no grupo do MTA monobloco. Da mesma forma, no presente estudo, 8 de 25 dentes (32%) apresentaram sensibilidade à percussão no grupo do plug apical de MTA e 4 de 25 dentes (16%) apresentaram sensibilidade à percussão no grupo do monobloco de MTA. A Tabela I mostra a distribuição dos dentes que apresentaram sinais e sintomas após a obturação do canal

A avaliação radiográfica também foi efectuada em todos os casos tratados após a colocação do MTA e a obturação final. Os pacientes foram chamados para acompanhamento em intervalos de 12 meses e 24 meses. Os resultados deste estudo mostraram que dezassete casos (68%) foram classificados como bem-sucedidos, cinco casos (20%) com resultado incerto e três casos (12%) sem sucesso no grupo do tampão apical de MTA aos 12 meses (Fig. IV). Da mesma forma, este estudo mostrou que vinte e um casos (84%) foram classificados como bem-sucedidos, três casos (12%) com resultado incerto e um caso (4%) sem sucesso no grupo do MTA monobloco aos 12 meses (Fig. IV)

Os resultados radiográficos dos casos em ambos os grupos também foram avaliados aos 24 meses. Os resultados mostraram que dezanove casos (76%) no grupo do plug apical de MTA foram classificados como bem sucedidos, enquanto dois casos foram determinados com um resultado incerto (8%). No grupo do monobloco de MTA, vinte e três casos (92%) foram classificados como bem-sucedidos, enquanto dois casos foram considerados mal-sucedidos (4%) (Fig. V).

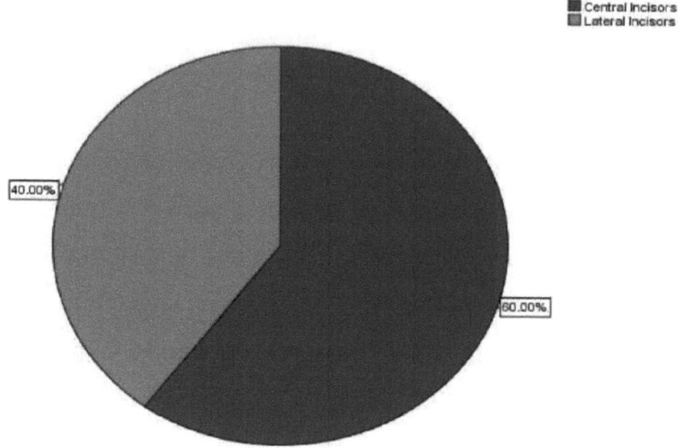

Figura- III: Distribuição dentária dos casos (n=50)

Tabela I: Distribuição dos dentes tratados que apresentaram sinais e sintomas após a obturação do canal

n = 50

Sintomas	Tampão apical MTA		MTA Monobloco	
	n	%	n	%
Dor após a obturação				
Sim	8	32%	3	12%
Não	17	68%	22	88%
Analgésicos/obturação				
Sim	8	32%	3	12%
Não	17	68%	22	88%
TT palpação ¥/obturação				
Sim	7	28%	1	4%
Não	18	72%	24	96%
TTP €/obturação				
Sim	8	32%	4	16%
Não	17	68%	21	84%

¥ TT Palp =Tender à Palpação
€ TTP = Tender to Percussion

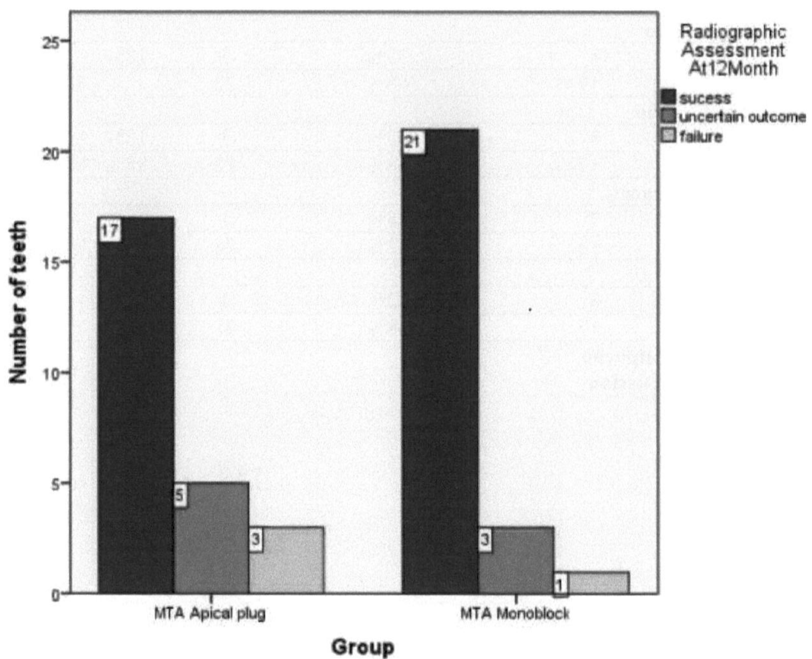

Figura-IV: Avaliação radiográfica aos 12 meses (n=50)

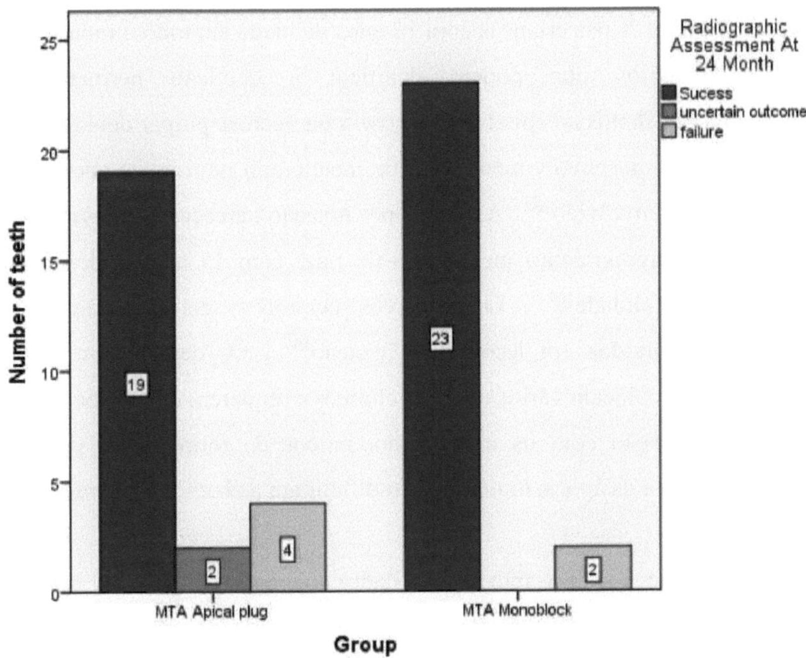

Figura V: Avaliação Radiográfica aos 24 Meses (n=50)

TÉCNICA DE OBTURAÇÃO MONOBLOCO PARA INCISIVOS SUPERIORES PERMANENTES IMATUROS NÃO VITAIS USANDO AGREGADO DE TRIÓXIDO MINERAL: RESULTADOS DE UMA SÉRIE DE CASOS.

Estima-se que 20 a 30 % das crianças com 12 anos de idade em todo o mundo sofrem traumatismos dentários que podem danificar a dentição permanente em desenvolvimento[105] . Danos ao epitélio de Hertwig ou necrose pulpar devido a trauma podem interromper o desenvolvimento da raiz, resultando num ápice aberto[106] e na mobilidade do dente envolvido[107] . As lesões por luxação parecem estar associadas ao maior risco de desenvolvimento incompleto da raiz, com 15 a 59% dos dentes a perderem a sua vitalidade[105] . Os incisivos centrais superiores são os mais frequentemente envolvidos em lesões por luxação[105] . Os dentes com formação radicular incompleta colocam vários desafios clínicos e requerem um protocolo clínico alterado em comparação com os casos endodônticos de rotina, uma vez que as extremidades rombas e os ápices muito abertos dificultam a obtenção de um selamento apical ótimo.[108,109]

Foi demonstrado que o MTA tem propriedades cementogénicas, não só quando utilizado como material de preenchimento de extremidades radiculares e na reparação de perfurações, mas também na indução de encerramentos de extremidades radiculares[20] . Existem inúmeros relatórios que confirmam a superioridade do MTA como material de reparação de perfurações[110-115] . A capacidade de selamento do MTA na reparação de perfurações é notável e é atualmente considerado o método preferido e de rotina para resolver erros de procedimento na terapia endodôntica.[116] O MTA também induz a formação de barreiras calcificadas apicais e a resolução da doença periapical de ápices não formados em dentes com polpas necróticas, como demonstrado em numerosos relatos de casos[117-120] . As obturações com MTA em dentes com ápices imaturos podem induzir a apexogénese, estimulando as células estaminais mesenquimatosas da papila apical para promover a maturação completa da raiz na presença de patologia periapical ou abcessos.[121]

O objetivo desta série de casos é apresentar os resultados do acompanhamento a curto prazo de dez (10) incisivos superiores permanentes tratados consecutivamente que apresentavam polpas não vitais, ápices radiculares abertos e que foram tratados com a técnica de obturação monobloco com Agregado de Trióxido Mineral (MTA).

3.1. MATERIAIS E MÉTODOS:

Este relatório inclui dez incisivos maxilares permanentes em dez indivíduos com idades compreendidas entre os 13 e os 32 anos que apresentavam dentes permanentes imaturos não vitais para tratamento do canal radicular no Departamento de Endodontia da Faculdade de Medicina Dentária da Universidade Ziauddin, Karachi, Paquistão. O estudo foi realizado de janeiro de 2010 a janeiro de 2012. Os pacientes foram selecionados da seguinte forma: todos os pacientes apresentavam um desenvolvimento incompleto do dente envolvido. Em segundo lugar, não havia fratura da raiz ou reabsorção interna ou externa do dente.

Foram efectuados exames clínicos e radiográficos e foi feito o diagnóstico clínico (Tabela 1). Foi solicitada e concedida aprovação ética. Foi obtido o consentimento informado de todos os indivíduos.

Os dentes foram isolados com um dique de borracha. Foi preparada uma cavidade de acesso convencional e o canal foi depois cuidadosamente limpo com instrumentos manuais e irrigação com NaOCl a 5% (Clorox, Paquistão). O comprimento de trabalho foi medido radiograficamente com uma lima K e registado para referência. (Tabela 1)

Os canais foram secos com pontas de papel esterilizadas e preenchidos com hidróxido de cálcio (Ultracalx Ultradent.USA) colocado com pontas capilares intracanais (Ultradent Inc.), e a cavidade de acesso foi selada com Cavit (3M ESPE ,Asia). Após 1 semana, o hidróxido de cálcio foi removido por enxaguamento com soluções alternadas de NaOCl 5% e EDTA 17% (META). Foi efectuado um enxaguamento final com água esterilizada. Quando o canal estava seco no comprimento de trabalho, sem exsudados, o canal completo foi preenchido com MTA (Dentsply Tulsa). A Tabela 1 descreve o número de medicações de hidróxido de cálcio e o tempo necessário para obter um canal seco.

O agregado de trióxido mineral foi misturado, tal como recomendado pelo fabricante, e preencheu todo o canal utilizando a técnica manual de Lawaty (11). O arsenal utilizado para a colocação e adaptação do MTA continha uma pistola de amálgama e obturações manuais e digitais modificadas localmente, lima K com extremidade plana. (Figura 1)

O MTA foi misturado num prato dappen e transferido para o assoalho pulpar com uma pistola de amálgama. Um localizador apical foi então ligado a uma lima K, 1 tamanho mais pequeno do que o MTA. A lima K foi movida circunferencialmente ao longo do trajeto de deslizamento do canal com um movimento de bombeamento apical, utilizando a porção coronal do canal como um funil, o que permite que o MTA flua do reservatório da cavidade de acesso para o terminal do canal. O localizador apical foi removido à medida que a profundidade do trajeto de deslizamento do canal foi reduzida, e o tampão apical do MTA foi formado. O MTA pode ser depois funilizado circunferencialmente e bombeado. Uma esponja estéril humedecida com água estéril foi colocada sobre o orifício do canal e a cavidade de acesso foi selada temporariamente. A colocação correta do MTA foi confirmada radiograficamente. Na consulta seguinte, a cavidade de acesso foi selada e os dentes foram restaurados com compósito ligado à dentina e ao esmalte.

Os casos foram revistos radiograficamente utilizando a técnica de paralelismo na primeira consulta e nas consultas de seguimento de 12 e 24 meses. Clinicamente, o tratamento foi considerado bem sucedido quando os sintomas como dor, inchaço, tração do seio bucal ou sensibilidade à palpação ou percussão apical e gengival estavam ausentes.

A cicatrização foi classificada de acordo com a aparência radiográfica segundo os seguintes critérios: (i) cicatrização completa: regeneração completa do espaço do ligamento periodontal; (ii) cicatrização parcial completa: redução substancial (mais de 75%) do diâmetro da lesão periapical; (iii) cicatrização incompleta: redução substancial (mais de 50%) do diâmetro da lesão periapical; e (iv) cicatrização insatisfatória: ausência de redução ou aumento do diâmetro da lesão periapical.

3.2. RESULTADOS:

Ao exame clínico de 12 meses, todos os dentes estavam livres de sintomas, trajetos do seio bucal e tumefação. O exame radiográfico revelou resolução incompleta da lesão periapical em todos os casos (Fig. 2C) e (Fig. 3C)

No acompanhamento de 24 meses, oito dentes apresentavam cicatrização parcial completa (Fig. 2D), (Fig.3D. Em dois dentes (pacientes 4 e 6), embora os sintomas clínicos tenham desaparecido e o dente estivesse em função clínica adequada, o acompanhamento radiográfico revelou cicatrização incompleta com redução substancial (mais de 50%) no tamanho da lesão periapical (Fig. 4B) (Fig. 4D)

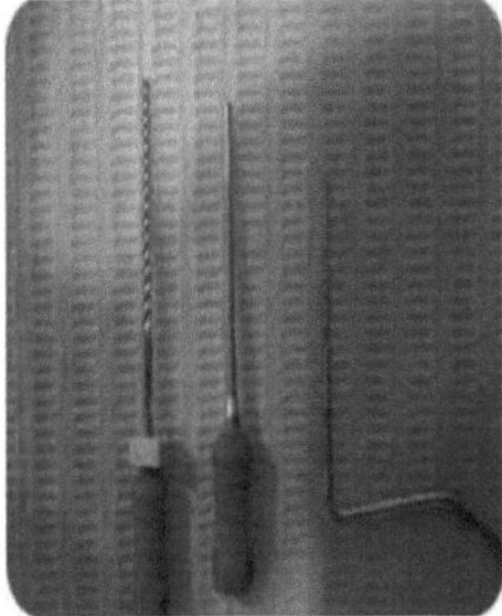

Figura 1. Plugs de mão e dedo modificados localmente, lima K com extremidade plana.

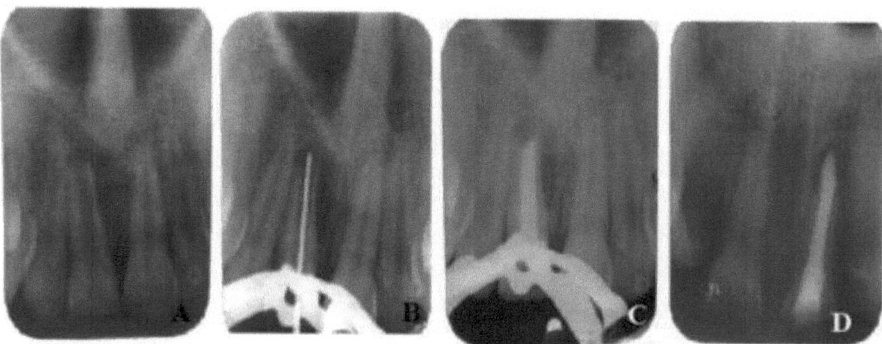

Figura 2. (A) Radiografia do pré-tratamento (B) Radiografia do comprimento de trabalho (C) Cicatrização incompleta no seguimento de 1 ano (D) Cicatrização parcial completa no seguimento de 2 anos.

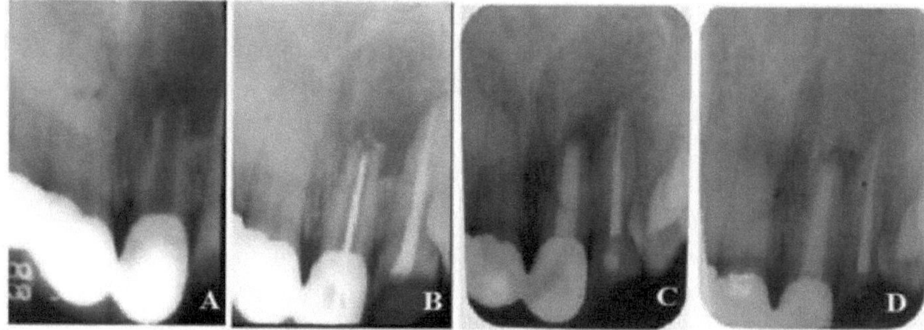

Figura 3. (A) Radiografia do pré-tratamento (B) Radiografia do comprimento de trabalho (C) Cicatrização incompleta no seguimento de 1 ano (D) Cicatrização parcial completa no seguimento de 2 anos.

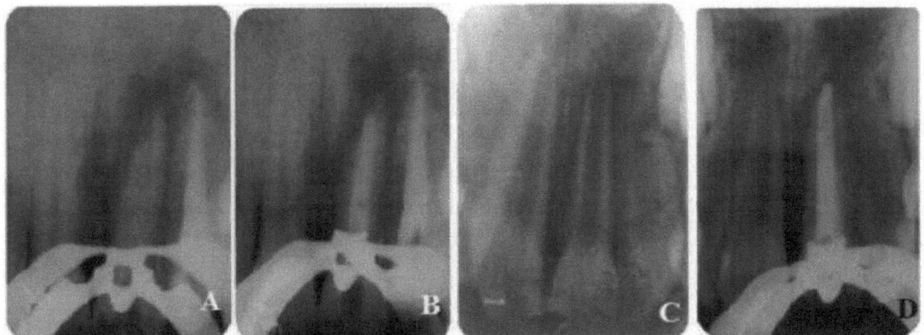

Figura 4 (A) Radiografia do pré-tratamento (B) Cicatrização incompleta no seguimento de 2 anos (C) Radiografia do pré-tratamento (D) Cicatrização incompleta no seguimento de 2 anos.

Tabela 1: Dados descritivos na primeira consulta, duração do trabalho e tempo necessário antes da obturação com Monobloco de Agregado de Trióxido Mineral (MTA)

Doente Número	Género	Dente	Idade do doente	Comprimento de trabalho (mm)	Número de medicações intracanal com cálcio hidróxido	Número de dias para o tratamento intracanal medicamentos
1	F	11	15	18	1	7
2	M	21	28	20	2	14
3	M	11	14	21	1	7
4	M	21	29	22	2	14
5	F	11	13	17	1	7
6	F	21	14	20	1	7
7	F	21	19	23	2	14
8	F	21	16	22.5	1	7
9	M	11	32	21	1	7
10	F	21	15	23	1	7

TÉCNICA DE OBTURAÇÃO MONOBLOCO MTA NO RETRATAMENTO ENDODÔNTICO. RELATO DE UM CASO.

Os principais objectivos do tratamento do canal radicular são limpar e modelar o sistema de canais radiculares e selá-lo em 3 dimensões para evitar a reinfeção do dente.[2, 122] Embora a terapia inicial do canal radicular tenha demonstrado ser um procedimento previsível com um elevado grau de sucesso, podem ocorrer falhas após o tratamento.[123-126] Publicações recentes relataram taxas de insucesso de 14%-16% para o tratamento inicial do canal radicular.[123,127] A falta de cicatrização é atribuída à infeção intrarradicular persistente que reside em canais previamente não instrumentados, túbulos dentinários ou nas complexas irregularidades do sistema de canais radiculares.[128-131] As causas extrarradiculares dos insucessos endodônticos incluem a actinomicose periapical[132] , uma reação de corpo estranho causada por materiais endodônticos extrudidos[133,134] uma acumulação de cristais de colesterol endógeno nos tecidos apicais[135] e uma lesão quística não resolvida .[136, 137]

A maioria dos estudos relatou a presença de periodontite apical como uma indicação para o retratamento, mas alguns artigos incluíram a insuficiência radiográfica do tratamento de canal anterior como suficiente para justificar o retratamento. Está bem documentado na literatura que a presença pré-operatória de uma lesão afecta negativamente o sucesso[138,139,140-142] . Entre os artigos de retratamento não cirúrgico incluídos neste estudo que fornecem detalhes suficientes sobre o estado periapical pré-operatório, a maioria relatou uma influência negativa da periodontite apical no sucesso do retratamento não cirúrgico. Estes estudos demonstraram uma redução no sucesso de .[140-143] A qualidade do tratamento anterior foi considerada um fator influente no sucesso dos procedimentos de retratamento. Os dados agrupados das Fases 1-4 do estudo de Toronto relativos ao retratamento não cirúrgico mostraram uma redução de 36% no sucesso correlacionado com o tratamento prévio do canal radicular que foi avaliado como adequado, de acordo com o comprimento e a densidade da obturação.[139] Os autores sugeriram que a etiologia do insucesso em dentes bem obturados pode estar mais provavelmente relacionada com infeção extrarradicular, lesões quísticas, reacções de corpos estranhos e infracções não diagnosticadas, condições que podem não responder favoravelmente ao retratamento. Os autores também propuseram que a flora microbiana associada à falha de dentes inadequadamente tratados pode ser mais suscetível ao retratamento do que a flora de dentes bem tratados.

Os acidentes processuais pré-existentes também têm um efeito negativo na cicatrização. Gorni e Gagliani[143] examinaram a influência de alterações na morfologia do canal radicular durante o tratamento anterior, tais como transposições e saliências. Encontraram uma queda de 40% no sucesso do retratamento não cirúrgico quando havia uma alteração preexistente na morfologia em comparação com dentes em que a morfologia do canal foi respeitada. A presença de perfuração resulta em uma diminuição de 31% no sucesso, como relatado por de Chevigny et al.[139]

Um desafio constante na endodontia tem sido o retratamento de casos previamente tratados com guta-percha e cimento associados a doença refractária. As obturações dos canais radiculares associadas a fugas de restauração de longa data estão frequentemente contaminadas com bactérias gram-positivas que incluem E. faecalis e leveduras como C. albicans.[144,145] Embora a limpeza e a moldagem, a medicação intracanal, os ultra-sons e o exame microscópico sejam úteis na remoção de materiais de obturação contaminados e na redução do número de microrganismos durante o retratamento, muitas bactérias podem sobreviver ao tratamento em áreas inacessíveis do canal radicular ou entre a interface do material de obturação anterior e a parede dentinária[(146)]. Além disso, alguns microrganismos e os seus subprodutos que colonizam os túbulos dentinários podem ser difíceis de eliminar, mesmo com uma exposição prolongada a irrigantes endodônticos comuns[147-149]. Embora os estudos tenham demonstrado que o retratamento ortógrado com várias formas de guta-percha seguido de endodontia cirúrgica produz taxas de sucesso mais elevadas do que o retratamento isolado[146], deve considerar-se a possibilidade de evitar o tratamento cirúrgico utilizando opções de tratamento conservadoras com resultados prognósticos semelhantes. A obturação com MTA em casos de retratamento oferece um método alternativo que pode possivelmente reduzir as indicações para cirurgia endodôntica.

RELATÓRIO DE CASO

Um doente do sexo masculino, de 48 anos de idade, apresentou-se no Departamento de Endodontia da Faculdade de Medicina Dentária da Universidade Ziauddin, em Karachi, Paquistão, para avaliação do primeiro molar permanente direito, que tinha recebido tratamento não cirúrgico do canal radicular há 2 anos e foi restaurado com material de núcleo. Os sintomas apresentados incluíam inchaço no vestíbulo bucal e dor durante a noite. O historial médico do paciente não era relevante. O exame clínico demonstrou que o primeiro molar inferior direito era sensível à percussão e também apresentava um inchaço flutuante no vestíbulo proximal ao molar e uma mobilidade ligeira. O exame radiográfico revelou uma obturação de má qualidade da raiz mesial e distal, reabsorção da raiz distal, radiolucência periapical e de furca extensa e perda óssea. (Fig.1). Foi feito um diagnóstico de abcesso periapical agudo do primeiro molar inferior direito.

O doente foi selecionado para retratamento com obturação com MTA após discussão das opções de tratamento. O doente foi informado do plano de tratamento, antes de dar o seu consentimento para o tratamento.

O dente foi isolado com um dique de borracha. Foi preparada uma cavidade de acesso convencional. A Gutta percha foi removida com clorofórmio e limas endodônticas manuais H e K. O canal foi então suavemente limpo e modelado pela técnica stepback com instrumentos manuais e irrigação com NaOCl a 5% (Clorox, Paquistão). O comprimento de trabalho foi medido radiograficamente com uma lima K e registado.

Os canais foram secos com pontas de papel esterilizadas e preenchidos com hidróxido de cálcio (Ultracalx Ultradent.USA) colocado com pontas capilares intracanais (Ultradent Inc.), e a cavidade de acesso foi selada com Cavit (3M ESPE ,Asia). Após 1 semana, o hidróxido de cálcio foi removido por enxaguamento com soluções alternadas de NaOCl 5% e EDTA 17% (META). Foi efectuado um enxaguamento final com água esterilizada. Quando o canal estava seco no comprimento de trabalho, sem exsudados, o canal completo foi preenchido com MTA (Dentsply Tulsa).

O agregado de trióxido mineral foi misturado, tal como recomendado pelo fabricante, e todo o canal foi preenchido utilizando a técnica manual de Lawaty (4) em vez da condensação ultra-sónica. A pistola de amálgama, os obturadores manuais e digitais modificados localmente e a lima K com extremidade plana foram utilizados para a colocação e adaptação do MTA. A colocação correta do MTA foi confirmada radiograficamente. Na consulta seguinte, a cavidade de acesso foi selada e o dente foi restaurado com compósito ligado à dentina e ao esmalte.

O caso foi avaliado radiograficamente utilizando a técnica de paralelismo na primeira consulta, após a obturação de todo o canal com MTA e restauração coronal, e nas consultas de seguimento de 12 meses. O tratamento foi considerado bem-sucedido, uma vez que, clinicamente, não se registaram sinais e sintomas como dor, inchaço ou sensibilidade à palpação ou percussão apical e gengival. Radiograficamente, registou-se uma redução substancial (mais de 50%) da radiolucência periapical. (Fig.2)

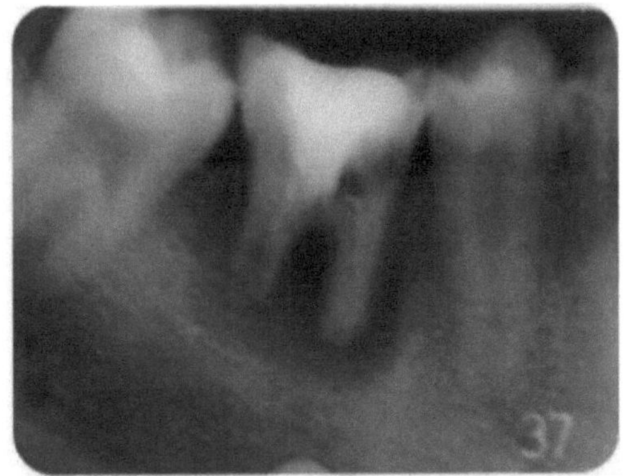

Figura 1. Radiografia de pré-tratamento

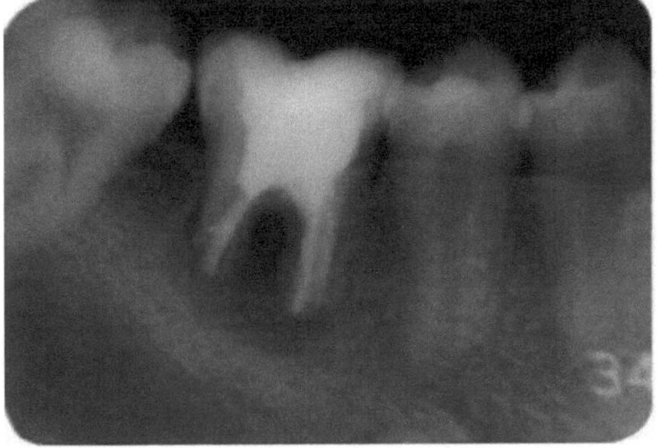

Figura 2. Radiografia pós-tratamento com cicatrização substancial num ano de seguimento.

CONCLUSÃO:

Investigações científicas em estudos de obturação de canais radiculares e reimplantes obturados com MTA revelaram o potencial notável deste cimento de silicato tricálcico bioativo para estimular os mecanismos biológicos necessários para a reparação e retenção dos dentes envolvidos.

Tratamentos de canais radiculares mal sucedidos, comprometidos por microinfiltração, limpeza e moldagem inadequadas, obturações de má qualidade e grandes lesões periapicais podem demonstrar taxas de cicatrização superiores quando este material osteoindutor e cementogénico é utilizado para preencher o sistema de canais radiculares. Parece que os dentes obturados com MTA podem não só aumentar a sua resistência à fratura com o tempo, como também as bactérias podem ser efetivamente sepultadas e neutralizadas em dentes gravemente infectados. Além disso, se um material de obturação pode melhorar substancialmente os resultados endodônticos e fornecer uma ampla gama de opções de tratamento que prolongam a retenção da dentição natural e evitam a colocação de implantes, então algumas desvantagens podem ter que ser ignoradas em favor das propriedades físico-químicas superiores. Embora o MTA possa não apresentar todas as caraterísticas necessárias para ser o material de obturação ideal, os pacientes que necessitam de tratamento endodôntico complexo podem beneficiar das suas propriedades bioindutivas em terapias convencionais e cirúrgicas.

REFERÊNCIAS:

1. Grossman LI. Prática endodôntica. 10th ed. Philadelphia: Lea e Febiger; 1982;279.

2. Schilder H. Limpeza e modelação do canal radicular. Dent Clin North Am 1974;18: 269-96.

3. Sundqvist G, Figdor D. Tratamento endodôntico da periodontite apical. In: 0rstavik D, Pitt Ford TR, eds. Endodontologia essencial: prevenção e tratamento da periodontite apical. 1.ª ed. Oxford, Reino Unido: Blackwell; 1998.

4. Madison S, Wilcox LR. Uma avaliação da microinfiltração coronal em dentes tratados endodonticamente: parte III - estudo in vivo. J Endod 1988;14:455-8.

5. Chailertvanitkul P, Saunders WP, MacKenzie D. O efeito da camada de esfregaço na fuga microbiana coronal de obturações radiculares de guta-percha. Int Endod J 1996;29: 242-8.

6. Jacobson HL, Xia T, Baumgartner JC, Marshall JG, Beeler WJ. Avaliação da fuga microbiana da onda contínua de condensação. J Endod 2002;28:269- 71.

7. Fransen JN, He J, Glickman GN, Rios A, Shulman JD, Honeyman A. Avaliação comparativa do ActiV GP/selante de ionómero de vidro, Resilon/Epiphany e obturação com guta-percha/ AH plus: um estudo de fugas bacterianas. J Endod 2008;34:725-7.

8. Khayat A, Lee SJ, Torabinejad M. Penetração da saliva humana em canais radiculares obturados sem selagem coronária. J Endod 1993;19:458-61.

9. Alves J, Walton R, Drake D. Fuga coronal: penetração de endotoxinas de comunidades bacterianas mistas através de canais obturados e pós-preparados. J Endod 1998; 24:587-91.

10. Siqueira JF Jr., Ro^ c_t as IN, Favieri A, Abad EC, Castro AJ, Gahyva SM. Fuga bacteriana em canais radiculares não selados coronalmente obturados com 3 técnicas diferentes. Oral Surg Oral Med Oral Pathol Oral Radiol Endod 2000;90:647-50.

11. Ray HA, Trope M. Periapical status of endodontically treated teeth in relationship to the technical quality of the root filling and the coronal restoration. Int Endod J 1995;28:12-8.

12. Tronstad L, Asbj0rnsen K, D0ving L, Pedersen I, Eriksen HM. Influência das

restaurações coronais na saúde periapical de dentes tratados endodonticamente. Endod Dent Traumatol 2000;16:218-21.

13. Saunders WP, Saunders EM. Fuga coronal como causa de insucesso na terapia de canais radiculares: uma revisão. Endod Dent Traumatol 1994;10:105-8.

14. Uranga A, Blum JY, Esber S, Parahy E, Prado C. Estudo comparativo de quatro materiais de obturação coronária no tratamento endodôntico. J Endod 1999;25:178-80.

15. Balto H. Uma avaliação da fuga microbiana coronal de materiais temporários em dentes tratados endodonticamente. J Endod 2002;28:762-4.

16. Weston CH, Barfield RD, Ruby JD, Litaker MS, McNeal SF, Eleazer PD. Comparação do desenho do preparo e da espessura do material na fuga microbiana através do Cavit utilizando um sistema de modelo dentário. Oral Surg Oral Med Oral Pathol Oral Radiol Endod 2008;105:530-5.

17. Begotka BA, Hartwell GR. A importância do selamento coronal após o tratamento do canal radicular. Va Dent J 1996;73:8-10.

18. Tay FR, Pashley DH. Monoblocos em canais radiculares: um objetivo hipotético ou tangível. J Endod 2007; 33(4): 391-8.

19. Torabinejad M, Watson TF, Pitt Ford TR. Capacidade de selamento de um agregado de trióxido mineral quando utilizado como material de obturação de extremidades radiculares. J Endod 1993;19:591-5.

20. Shabahang S, Torabinejad M, Boyne PJ, Abedi HH, McMillan P. Apexificação em dentes de cão imaturos utilizando proteína osteogénica-1, agregado de trióxido mineral e hidróxido de cálcio. J Endod 1999;25:1-5.

21. Torabinejad M, Chivian N. Aplicações clínicas do agregado de trióxido mineral. J Endod 1999;25:197-205.

22. Lee SJ, Monsef M, Torabinejad M. A capacidade de selamento de um agregado de trióxido mineral para a reparação de perfurações radiculares laterais. J Endod 1993;19:541-4.

23. Torabinejad M, Watson TF, Pitt Ford TR. A capacidade de selamento de um agregado de trióxido mineral como material de obturação radicular retrógrada. J Endod 1993;19:591-5.

24. Torabinejad M, Higa RK, McKendry DJ, Pitt Ford TR. Fuga de corante de quatro materiais de obturação de extremidades radiculares: efeitos da contaminação sanguínea. J Endod 1994;20:159- 63.

25. Torabinejad M, Falah R, Kettering JD, Pitt Ford TR. Fuga comparativa do agregado de trióxido mineral como material de obturação da extremidade radicular. J Endod 1995;21:109-21.

26. Torabinejad M, Wilder Smith P, Pitt Ford TR. Investigação comparativa da adaptação marginal do agregado de trióxido mineral e de outros materiais de obturação de extremidades radiculares comummente utilizados. J Endod 1995;21:295-9.

27. Aqrabawi J. Capacidade de selagem da amálgama, do cimento super EBA e do MTA quando utilizados como material de obturação retrógrada. Br Dent J 2000;188:266-8.

28. Roberts HW, Toth JM, Berzins DW, Charlton DG. Utilização de material agregado de trióxido mineral no tratamento endodôntico: uma revisão da literatura. Dent Mater 2008;24: 149-64.

29. Dammaschke T, Gerth HUV, Zu" chner H, Scha" fer E. Caracterização química e física da superfície e do material a granel do ProRoot MTA branco e de dois cimentos Portland. Dent Mater 2005;21:731-8.

30. Taylor HFN. Química do cimento. 2a ed. London: Thomas Telford, 1997.

31. Ozdemir HO, Ozc$_j$ elik B, Karabucak B, Cehreli ZC. Difusão de iões de cálcio do agregado de trióxido mineral através de defeitos simulados de reabsorção radicular. Dent Traumatol 2008;24:70-3.

32. Camilleri J. Caracterização e atividade química do cimento Portland e de dois cimentos experimentais com potencial para utilização em medicina dentária. Int Endod J 2008;41: 791-9.

33. Sarkar NK, Caicedo R, Ritwik P, Moiseyeva R, Kawashima I. Base físico-química das propriedades biológicas do agregado de trióxido mineral. J Endod 2005;31:97-100.

34. Bozeman TB, Lemon RR, Eleazer PD. Análise elementar do precipitado cristalino do MTA cinzento e branco. J Endod 2006;32:425-8.

35. Komabayashi T, Spa°ngberg LS. Análise do tamanho e forma das partículas das

fracções mais finas do MTA utilizando cimento Portland. J Endod 2008;34:709-11.

36. Fridland M, Rosado R. Solubilidade do MTA: um estudo a longo prazo. J Endod 2005;31: 376-9.

37. Santos AD, Moraes JCS, Arau' jo EB, Yukimitu K, Vale'rio Filho WV. Propriedades físico-químicas do MTA e de um novo cimento experimental. Int Endod J 2005;38: 443-7.

38. Molander A, Reit C, Dahle'n G, Kvist T. Microbiological status of root-filled teeth with apical periodontitis. Int Endod J 1998;31:1-7.

39. Eldeniz AU, Hadimli HH, Ataoglu H, 0rstavik D. Efeito antibacteriano de materiais de obturação de extremidades radiculares selecionados. J Endod 2006;32:345-9.

40. Torabinejad M, Hong CU, Pitt Ford TR, Kettering JD. Efeitos antibacterianos de alguns materiais de obturação de extremidades radiculares. J Endod 1995;21:403-6.

41. Al-Hezaimi K, Al-Shalan TA, Naghshbandi J, Oglesby S, Simon JH, Rotstein I. Efeito antibacteriano de duas preparações de agregado de trióxido mineral (MTA) contra Enterococcus faecalis e Streptococcus sanguis in vitro. J Endod 2006;32:1053-6.

42. Holt DM, Watts JD, Beeson TJ, Kirkpatrick TC, Ruteledge RE. O efeito antimicrobiano contra Enterococcus faecalis e a resistência à compressão de dois tipos de agregado de trióxido mineral misturado com água estéril ou 2% de clorexidina líquida. J Endod 2007;33:844-7.

43. Sen BH, Safavi KE, Spa°ngberg LS. Colonização de Candida albicans em tecidos duros de dentina humana limpos. Arch Oral Biol 1997;42:513-20.

44. Al-Nazhan S, Al-Judai A. Avaliação da atividade antifúngica do agregado de trióxido mineral. J Endod 2003;29:826-7.

45. Mohammadi Z, Modaresi J, Yazdizadeh M. Avaliação dos efeitos antifúngicos dos materiais agregados de trióxido mineral. Aust Endod J 2006;32:120-2.

46. Al-Hezaimi K, Naghshbandi J, Oglesby S, Simon JH, Rotstein I. Comparação da atividade antifúngica do agregado de trióxido mineral (MTA) de cor branca e cinzenta em concentrações semelhantes contra Candida albicans. J Endod 2006;32:365- 7.

47. Kvist T, Reit C. Resultados do retratamento endodôntico: um estudo clínico randomizado comparando procedimentos cirúrgicos e não cirúrgicos. J Endod 1999;25:814-7.

48. Kvist T, Reit C. Desconforto pós-operatório associado ao tratamento endodôntico cirúrgico e não cirúrgico. Endod Dent Traumatol 2000;15:309-12.

49. Pitt Ford TR, Torabinejad M, McKendry DJ, Hong CU, Kariyawasam SP. Utilização de um agregado de trióxido mineral para a reparação de perfurações furais. Oral Surg Oral Med Oral Pathol Oral Radiol Endod 1995;79:756-63.

50. Torabinejad M, Pitt Ford TR, McKendry DJ, Abedi HR, Kariyawasen SP. Avaliação histológica do MTA como uma obturação de extremidade de raiz em macacos. J Endod 1997;23:225-8.

51. Regan JD, Gutmann JL, Witherspoon DE. Comparação entre o Diaket e o MTA quando utilizados como materiais de preenchimento da extremidade da raiz para apoiar a regeneração dos tecidos perirradiculares. Int Endod J 2002;35:840-7.

52. Economides N, Pantelidou O, Kokkas A, Tziafas D. Short-term periradicular tissue response to mineral trioxide aggregate (MTA) as a root-end filling material. Int Endod J 2003;36:44-8.

53. Zhu Q, Haglund R, Safavi KE, Spa°ngberg LS. Adesão de osteoblastos humanos em materiais de obturação de extremidades de raízes. J Endod 2000;26:404-6.

54. Zhao G, Zinger O, Schwartz Z, Wieland M, Landolt D, Boyan BD. As células semelhantes a osteoblastos são sensíveis à estrutura da superfície à escala submicrónica. Clin Oral Implants Res 2006;17:258-64.

55. Koh ET, Torabinejad M, Pitt Ford TR, Brady K, McDonald F. O agregado de trióxido mineral estimula uma resposta biológica nos osteoblastos humanos. J Biomed Mater Res 1997;37:432-9.

56. Koh ET, McDonald F, Pitt Ford TR, Torabinejad M. Cellular response to mineral trioxide aggregate (Resposta celular ao agregado de trióxido mineral). J Endod 1998;24:543-7.

57. Martin RL, Monticelli F, Brackett WW, et al. Propriedades de selagem de tampões ortograduados de agregados de trióxido mineral e obturações radiculares num modelo

de apexificação in vitro. J Endod 2007;33:272-5.

58. Chogle S, Mickel AK, Chan DM, Huffaker K, Jones JJ. Avaliação intracanal das propriedades de fixação e selamento do agregado de trióxido mineral. Gen Dent 2007;55:306-11.

59. Matt GD, Thorpe JR, Strother JM, McClanahan SB. Estudo comparativo do agregado de trióxido mineral (MTA) branco e cinzento que simula uma técnica de barreira apical de um ou dois passos. J Endod 2004;30:876-9.

60. Hachmeister DR, Schindler WG, Walker WA 3rd, Thomas DD. A capacidade de selamento e as caraterísticas de retenção do agregado de trióxido mineral num modelo de apexificação. J Endod 2002;28:386-90.

61. Lawley GR, Schindler WG, Walker WA 3rd, Kolodrubetz D. Avaliação do MTA colocado por ultra-sons e da resistência à fratura com resina composta intracanal num modelo de apexificação. J Endod 2004;30:167-72.

62. Aminoshariae A, Hartwell GR, Moon PC. Colocação de agregado de trióxido mineral utilizando duas técnicas diferentes. J Endod 2003;29:679-82.

63. Al-Hezaimi K, Naghshbandi J, Oglesby S, Simon JH, Rotstein I. Penetração da saliva humana em canais radiculares obturados com dois tipos de cimentos de agregados de trióxido mineral. J Endod 2005;31:453-6.

64. Valois CR, Costa ED Jr. Influência da espessura do agregado de trióxido mineral na capacidade de selamento de obturações radiculares in vitro. Oral Surg Oral Med Oral Pathol Oral Radiol Endod 2004;97:108-11.

65. Vizgirda PJ, Liewehr FR, Patton WR, McPhersonj JC, Buxton TB. Uma comparação entre a guta-percha condensada lateralmente, a guta-percha termoplastificada e o agregado de trióxido mineral como materiais de preenchimento do canal radicular. J Endod 2004;30:103-6.

66. Barrieshi-Nusair KM, Hammad HM. Comparação do selamento intracoronário do agregado de trióxido mineral e do ionómero de vidro. Quintessence Int 2005;36:539-45.

67. John AD, Webb TD, Imamura G, Goodell GG. Fluid flow evaluation of Fuji Triage and gray and white ProRoot mineral trioxide aggregate intraorifice barriers

(Avaliação do fluxo de fluidos da Triagem Fuji e das barreiras intraorifícias de agregado de trióxido mineral ProRoot cinzento e branco). J Endod 2008;34:830-2.

68. Tselnik M, Baumgartner JC, Marshall JG. Fuga bacteriana com agregado de trióxido mineral ou um ionómero de vidro modificado por resina utilizado como barreira coronal. J Endod 2004;30:782-4.

69. Martell B, Chandler NP. Comparação das fugas eléctricas e de corante de três materiais de restauração de extremidades radiculares. Quintessence Int 2002;33:30-4.

70. Fischer EJ, Arens DE, Miller CH. Fuga bacteriana do agregado de trióxido mineral em comparação com amálgama sem zinco, material de restauração intermédio e super- EBA como material de obturação da extremidade radicular. J Endod 1998;24:176-9.

71. Andelin WE, Browning DF, Hsu GH, Roland DD, Torabinejad M. Microleakage of resected MTA. J Endod 2002;28:573-4.

72. Cordeiro EL, Loushine RJ, Weller RN, Kimbrough WF, Pashley DH. Efeito da ressecção radicular na capacidade de selamento apical do agregado de trióxido mineral. Oral Surg Oral Med Oral Pathol Oral Radiol Endod 2003;95:732-5.

73. Torabinejad M, Handysides R, Khademi AA, Bakland LK. Implicações clínicas da smear layer em endodontia: uma revisão. Oral Surg Oral Med Oral Pathol Oral Radiol Endod 2002;94:658-66.

74. Yildirim T, Oruc₁ og~ lu H, Cobankara FK. Avaliação a longo prazo da smear layer no selamento apical do MTA. J Endod 2008;34:1537-40.

75. Stowe TJ, Sedgley CM, Stowe B, Fenno JC. Os efeitos do gluconato de clorexidina (0,12%) nas propriedades antimicrobianas do agregado de trióxido mineral ProRoot da cor dos dentes. J Endod 2004;30:429-31.

76. Felippe MC, Felippe WT, Marques MM, Antoniazzi JH. O efeito da renovação da pasta de hidróxido de cálcio na apexificação e cicatrização periapical de dentes com formação radicular incompleta. Int Endod J 2005;38:436-42.

77. Asgary S, Parirokh M, Egbbal MJ, Brink F. Diferenças químicas entre o agregado de trióxido mineral branco e cinzento. J Endod 2005;31:101-3.

78. Boutsioukis C, Noula G, Lambrianidid T. Estudo ex vivo da eficiência de duas

técnicas para a remoção do agregado de trióxido mineral utilizado como material de preenchimento do canal radicular. J Endod 2008;34:1239-42.

79. Torabinejad M, Hong CU, McDonald F, Pitt Ford TR. Propriedades físicas e químicas de um novo material de obturação de extremidades radiculares. J Endod 1995;21:349-53.

80. Asgary S, Parirokh M, Eghbal MJ, Brink F (2005). Diferenças químicas entre o agregado de trióxido mineral branco e cinzento. J Endod;31:101-3.

81. Andreasen JO, Farik B, Munksgaard EC (2002) O hidróxido de cálcio a longo prazo como penso do canal radicular pode aumentar o risco de fratura radicular. Dent Traumatol;18(3):134-7

82. Bystro "m A, Claeson R, Sundqvist G (1985). O efeito antibacteriano do paramonoclorofenol canforado, do fenol canforado e do hidróxido de cálcio no tratamento de canais radiculares infectados. Endod Dent Traumatol; 1: 170-5.

83. Cvek M, Hollender L, Nord CE (1976). Tratamento de incisivos permanentes não vitais com hidróxido de cálcio, VI: uma avaliação clínica, microbiológica e radiológica do tratamento numa sessão com raiz madura ou imatura. Odontol Revy;27:93-108.

84. Sjo" gren U, Figdor D, Spângberg L, Sundqvist G (1991). O efeito antimicrobiano do hidróxido de cálcio como curativo intracanal de curta duração. Int Endod J;24:119-25.

85. Akgun OM, Altun C, Guven G (2009): Utilização de pasta antibiótica tripla como desinfetante para um dente imaturo traumatizado com uma lesão periapical: relato de um caso. Oral Surg Oral Med Oral Pathol Oral Radiol Endod:108(2):

86. Chen BK, George R, Walsh LJ (2012): Descoloração da raiz após aplicação a curto prazo de medicamentos esteróides contendo clindamicina, doxiciclina ou demeclociclina: Aust Endod J.Dec;38(3):124-8.

87. Koichi Saito, Terry D. Webb,Glen M. Imamura, Gary G. Goodell (2008) Effect of Shortened Irrigation Times with 17% Ethylene Diamine Tetra-acetic Acid on Smear Layer Removal after Rotary Canal Instrumentation (Efeito de tempos de irrigação reduzidos com 17% de ácido etilenodiamino tetra-acético na remoção da camada de esfregaço após a instrumentação do canal rotativo): J Endod: 34(8) :1011- 1014.

88. Yassen GH A aplicação ortograda de **um** tampão apical **de agregado de trióxido mineral** pode ser uma abordagem **de tratamento** eficaz em **dentes** com **ápices abertos**. J Evid Based Dent Pract. 2013; 13:104-6.

89. Keiser K, Johnson CC, Tipton DA. Cytotoxicity of mineral trioxide aggregate using human periodontal ligament fibroblasts (Citotoxicidade do agregado de trióxido mineral usando fibroblastos do ligamento periodontal humano). J Endod 2000; 26:288 -91.

90. Shabahang S, Torabinejad M, Boyne PP, Abedi HR, McMillan P. Um estudo comparativo da indução de extremidades radiculares utilizando a proteína osteogénica-1, hidróxido de cálcio e agregado de trióxido mineral em cães. J Endod 1999;25(1):1-5.

91. Al-Kahtani A, Shostad S, Schifferle R, Bhambhani S. Avaliação in-vitro da microinfiltração de um tampão apical ortógrado de agregado de trióxido mineral em dentes permanentes com ápices imaturos simulados. J Endod 2005;31:117-9.

92. Morse DR, Larnie J, Yesilsoy C. (1990) Apexification: review of the literature, Quintessence International. 21(7), 589-596.

93. Cooke C, Rowbotham TC (1960). Terapia de canais radiculares em dentes não vitais com ápices abertos. Br Dent J;108:147-50.

94. Ball JS (1964). Formação de raiz apical em incisivo permanente imaturo não vital. Relato de um caso. Br Dent J;116:166-7.

95. Kaiser HJ (1964). Tratamento de canais de ápice aberto com hidróxido de cálcio. Apresentado na 21ª reunião anual da Associação Americana de Endodontistas, Washington DC.

96. Frank AL (1966). Terapia para o dente com polpa divergente através da formação apical contínua. J Am Dent Assoc;72:87-93.

97. Sheehy EC, Roberts GJ (1997). Utilização de hidróxido de cálcio para formação de barreira apical e cicatrização em dentes permanentes imaturos não vitais: uma revisão. Br Dent J;183:241-6.

98. Dominguez Reyes A, Mun~ oz Mun~ oz L, Aznar Martfn T (2005). Estudo da apicificação com hidróxido de cálcio em 26 incisivos permanentes jovens. Dent T

raumatol;21:141-5.

99.   Witherspoon DE, Ham K (2001). Apexificação em uma visita: técnica para induzir a formação de barreira na extremidade da raiz em fechamentos apicais. Pract Proced Aesthet Dent;13:455-60.

100. Andreasen JO, Munksgaard EC, Bakland LK (2006). Comparação da resistência à fratura em canais radiculares de dentes de ovelha imaturos após preenchimento com hidróxido de cálcio ou MTA. Dent Traumatol;22:154-6.

101. Huang GT, SonoyamaW, Liu Y, Wang S, Shi S. O tesouro escondido na papila apical: o papel na regeneração da polpa/dentina e na engenharia biorootécnica. J Endod 2008; 34:645-51.

102. Hatibovic-Kofman S, Raimundo L, Zheng L, Chong L, Friedman M, Andreasen JO. Resistência à fratura e achados histológicos de dentes imaturos tratados com agregado de trióxido mineral. Dent Traumatol 2008; 24:272-6.

103. Mohammadi Z, Yazdizadeh M. Obturação de dente não vital imaturo com MTA. Relato de caso. NY State Dent J 2011;77:33-5

104. Bogen G, Kuttler S. Obturação com Agregado de Trióxido Mineral: Uma Revisão e Série de Casos. J Endod 2009: 35:777-90

105. Andreasen JO, Andreasen FM, Andersson L (2007). Textbook and color atlas of traumatic injuries to the teeth, 4th edn. Oxford: Blackwell Munksgaard.

106.   Barnett F (2002). O papel da endodontia no tratamento de dentes permanentes luxados. Dent Traumatol;18:47-56.

107. Ganesh Ranganath Jadhav, Dipali Shah, Srinidhi Surya Raghvendra (2015): Autologus Platelet Rich Fibrin aided Revascularization of an immature, non-vital permanent tooth with apical periodontitis: Um relato de caso: J Nat Sci Biol Med 6(1): 224-225.

108. Rafter M (2005). Apexificação: uma revisão. Dent Traumatol ;21:1-8.

109. Walton RE, Torabinejad M (2002). Princípios e prática da endodontia, 3ª ed., EUA. EUA: Saunders. 334-6 pp.

110. Krupalini KS, Udayakumar, Jayalakshmi KB. Uma avaliação comparativa do sulfato de cálcio medicado, hidroxiapatite, agregado de trióxido mineral (MTA) como

barreira e o seu efeito na capacidade de selagem do material de reparação de perfurações de furca: um estudo in vitro. Indian J Dent Res 2003;14:156-61.

111. Ghoddusi J, Sanaan A, Shahrami F. Avaliação clínica e radiográfica da reparação de perfurações radiculares com MTA. N Y State Dent J 2007;73:46-9.

112. Nakata TT, Bae KS, Baumgartner JC. Reparação de perfurações comparando agregado de trióxido mineral e amálgama utilizando um modo de fuga anaeróbica. J Endod 1998;24:184-6.

113. Holanda R, Filho JA, de Souza V, Nery MJ, Bernabe' PF, Junior ED. Reparo de perfurações radiculares laterais com agregado de trióxido mineral. J Endod 2001;27:281-4.

114. Main C, Mirzayan N, Shabahang S, Torabinejad M. Reparação de perfurações radiculares utilizando agregado de trióxido mineral: um estudo a longo prazo. J Endod 2004;30:80-3.

115. Pace R, Giuliani V, Pagavino G. Agregado de trióxido mineral como material de reparação para perfuração de furca: série de casos. J Endod 2008;34:1130-3.

116. de Leimburg ML, Angerett A, Ceruti P, Lendini M, Pasqualini D, Berutti E. Obturação com MTA de dentes sem polpa com ápices abertos; fuga bacteriana detectada pelo ensaio de reação em cadeia da polimerase. J Endod 2004;30:883-6.

117. Maroto M, Barberfa E, Planells P, Vera V. Tratamento de um incisivo imaturo não vital com agregado de trióxido mineral (MTA). Dent Traumatol 2003;19:165-9.

118. Pradhan DP, Chawala HS, Gauba K, Goyal A. Avaliação comparativa do tratamento endodôntico de dentes com ápices não formados com agregado de trióxido mineral e hidróxido de cálcio. J Dent Child 2006;73:72-85.

119. Karp J, Bryk J, Menke E, McTigue D. A obturação endodôntica completa de um incisivo permanente imaturo avulsionado com agregado de trióxido mineral: um relato de caso. Pediatr Dent 2006;28:273-8.

120. Villa P, Fema'ndez R. Apexificação de um dente reimplantado com agregado de trióxido mineral. Dent Traumatol 2005;21:306-8.

121. Huang GT, SonoyamaW, Liu Y, Wang S, Shi S. O tesouro escondido na papila apical: o papel na regeneração da polpa/dentina e na engenharia biorootécnica. J Endod

2008;34:645-51.

122. Schilder H. Preenchimento de canais radiculares em três dimensões. Dent Clin North Am 1967;723-44.

123. Torabinejad M, Anderson P, Bader J, et al. Resultados do tratamento e restauração do canal radicular, coroas unitárias suportadas por implantes, próteses parciais fixas e extração sem substituição: uma revisão sistemática. J Prosthet Dent 2007;98:285- 311.

124. de Chevigny C, Dao TT, Basrani BR, et al. Resultado do tratamento em endodontia: o estudo de Toronto - fase 4: tratamento inicial. J Endod 2008;34:258- 63.

125. Sjogren U, Hagglund B, Sundqvist G, Wing K. Factores que afectam os resultados a longo prazo do tratamento endodôntico. J Endod 1990;16:498-504.

126. Salehrabi R, Rotstein I. Resultados do tratamento endodôntico numa grande população de pacientes nos EUA: um estudo epidemiológico. J Endod 2004;30:846-50.

127. Ng YL, Mann V, Rahbaran S, Lewsey J, Gulabivala K. Outcome of primary root canal treatment: systematic review of the literature-part 2: influence of clinical factors. Int Endod J 2007;41:6-31.

128. Nair PN. Sobre as causas da periodontite apical persistente: uma revisão. Int Endod J 2006; 39:249-81.

129. Davis SR, Brayton SM, Goldman M. A morfologia do canal radicular preparado: um estudo utilizando silicone injetável. Oral Surg Oral Med Oral Pathol 1972;34:642-8.

130. Peters OA, Barbakow F, Peters CI. Uma análise do tratamento endodôntico com três técnicas de preparação de canais radiculares rotativas de níquel-titânio. Int Endod J 2004;37: 849-59.

131. Stropko JJ. Morfologia dos canais dos molares superiores: observações clínicas das configurações dos canais. J Endod 1999;25:446-50.

132. Tronstad L, Barnett F, Cervone F. Placa bacteriana periapical em dentes refractários ao tratamento endodôntico. Endod Dent Traumatol 1990;6:73-7.

133. Koppang HS, Koppang R, Solheim T, Aarnes H, Stolen SO. Fibras de celulose

de pontas de papel endodôntico como fator etiológico em granulomas e quistos periapicais pós-endodônticos. J Endod 1989;15:369-72.

134. Nair PN, Sjogren U, Krey G, Sundqvist G. Granuloma de células gigantes de corpo estranho resistente à terapia no periápice de um dente humano obturado com raiz. J Endod 1990;16: 589-95.

135. Nair PN. Cholesterol as an aetiological agent in endodontic failures: a review. Aust Endod J 1999;25:19-26.

136. Simon JH. Incidência de quistos periapicais em relação ao canal radicular. J Endod 1980;6: 845-8.

137. Nair PN, Pajarola G, Schroeder HE. Tipos e incidência de lesões periapicais humanas obtidas com dentes extraídos. Oral Surg Oral Med Oral Pathol Oral Radiol Endod 1996;81:93-102.

138. Sjogren U, Hagglund B, Sundqvist G, Wing K. Factores que afectam os resultados a longo prazo do tratamento endodôntico. J Endod 1990;16:498-504.

139. de Chevigny C, Dao TT, Basrani BR, et al. Resultado do tratamento em endodontia: o estudo de Toronto - fases 3 e 4: retratamento ortógrado. J Endod 2008;34:131-7.

140. Bergenholtz G, Lekholm U, Milthon R, Heden G, Odesjo B, Engstrom B. Retratamento de obturações endodônticas. Scand J Dent Res 1979;87:217-24.

141. Van Nieuwenhuysen JP, Aouar M, D'Hoore W. Retratamento ou controlo radiográfico em endodontia. Int Endod J 1994;27:75-81.

142. Caliskan MK. Retratamento não cirúrgico de dentes com lesões periapicais previamente tratadas por intervenção endodôntica ou cirúrgica. Oral Surg Oral Med Oral Pathol Oral Radiol Endod 2005;100:242-8.

143. Gorni FG, Gagliani MM. O resultado do retratamento endodôntico: um acompanhamento de 2 anos. J Endod 2004;30:1-4.

144. Waltimo TM, Sen BH, Meurman JH, 0rstavik D, Haapasalo MP. Leveduras na periodontite apical. Crit Rev Oral Biol Med 2003;14:128-37.

145. Stuart CH, Schwartz SA, Beeson TJ, Owatz CB. Enterococcus faecalis: o seu papel no insucesso do tratamento do canal radicular e conceitos actuais de

retratamento. J Endod 2006;32: 93-8.

146. Friedman S. Resultados esperados na prevenção e tratamento da periodontite apical. In: Orstavik D, Pitt Ford TR, eds. Endodontologia essencial: prevenção e tratamento da periodontite apical. 1.ª ed. Oxford: Reino Unido: Blackwell; 1998.

147. de Oliveira LD, Jorge AO, Carvalho CA, Kago-Ito CY, Valera MC. Efeitos in vitro de irrigantes endodônticos sobre endotoxinas em canais radiculares. Oral Surg Oral Med Oral Pathol Oral Radiol Endod 2007;104:135-42.

148. Buck RA, Eleazer PD, Staat Rh, Scheetz JP. Eficácia de três irrigantes endodônticos em várias profundidades tubulares na dentina humana. J Endod 2001;27:206-8.

149. Komorowski R, Grad H, Wu XY, Friedman S. Antimicrobial substantivity of chlorhexidine- treated bovine root dentin. J Endod 2000;26:315-7.

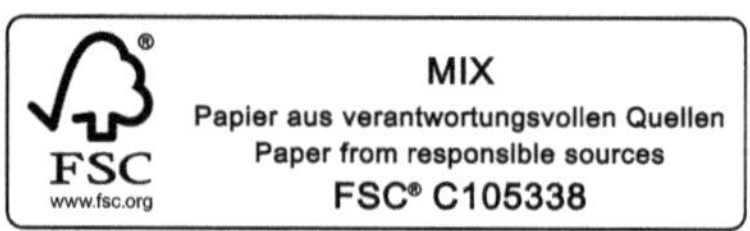

Printed by Books on Demand GmbH, Norderstedt / Germany